L'EAU

ET

LA SANTÉ PUBLIQUE

PAR

LE DOCTEUR FAVROT

PARIS
LIBRAIRIE INTERNATIONALE
15, BOULEVARD MONTMARTRE, 15
A. LACROIX, VERBOECKHOVEN & Ce, ÉDITEURS
A Bruxelles, à Leipzig et à Livourne.

1866

L'EAU ET LA SANTÉ PUBLIQUE

ANNECY. — IMPRIMERIE LOUIS THÉSIO.

L'EAU

ET

LA SANTÉ PUBLIQUE

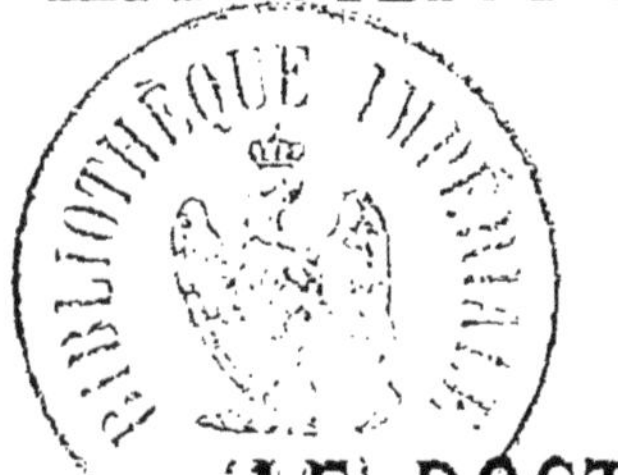

PAR

LE DOCTEUR FAVROT

PARIS
LIBRAIRIE INTERNATIONALE
15, BOULEVARD MONTMARTRE, 15
A. LACROIX, VERBOECKHOVEN & Cie, ÉDITEURS
A Bruxelles, à Leipzig et à Livourne.

1866

CHAPITRE Ier.

Eaux de pluie, de sources, puits, citernes, rivières, étangs, marais, neiges. — Propriétés de ces eaux.

Les anciens, on le sait, admettaient quatre éléments principaux dans la nature: la terre, l'eau, l'air et le feu. Cette classification a été la seule longtemps admise. De ces quatre éléments l'eau est celui qui occupe la plus grande place dans les besoins actuels de notre époque. Nous allons faire connaître quelques-unes de ses applications au point de vue de la santé publique et de l'industrie.

L'eau dont on fait usage dans la vie privée provient de pluies, de sources, de puits, de rivières, d'étangs, de marais ou de neiges. Ces différentes sortes d'eaux contiennent les éléments solubles des terrains qu'elles traversent. Quant à leur pureté, les eaux de pluie occupent la première place ; elles sont avec les eaux de source les plus saines et les plus agréables au goût. Anciennement elles suffisaient aux populations. Les sources, on le sait, sont le résultat d'infiltrations des eaux de pluie. Les villes situées sur les terrains élevés en sont fréquemment dépourvues. Autrefois et même encore aujourd'hui on y supplée en recueillant les eaux du ciel dans des puits artificiels ou des citernes.

L'histoire nous a transmis et les fouilles modernes nous ont confirmé l'existence de citernes renommées dans lesquelles des tribus et peuplades entières puisaient l'eau nécessaire à leurs besoins. Sans remonter plus haut que le peuple hébreu, rappelons que le mariage de Rébecca et d'Isaac est le résultat d'une rencontre auprès d'un puits.

De nos jours encore, on trouve en Afrique un grand nombre de puits d'origine très ancienne fournissant l'eau à beaucoup de caravanes et de tribus nomades.

L'eau de pluie est de l'eau distillée, c'est-à-dire ne tenant en dissolution aucune substance solide. Soumise à l'évaporation sur une plaque de fer elle ne laisse point de résidu.

L'eau de puits, au contraire, renferme plus ou moins de matières solides, selon que le sol qu'elle traverse est argileux, calcaire ou sablonneux ; elle contiendra donc des sels d'alumine, de chaux, ou des silicates (*silex, sable*). Il résulte de là que les eaux de pluie, *recueillies directement*, doivent être préférées pour les usages ordinaires de la vie privée.

Les eaux de pluie recueillies *directement* sont celles qui, reçues dans de grands bassins ou baquets, n'ont subi d'autre contact que celui de l'air. Il est très possible de s'en procurer pour une certaine agglomération d'individus; mais cela cesse d'être praticable dès qu'il s'agit d'alimenter toute une population. De là l'*origine des citernes.*

Nous avons dit que les anciens faisaient un grand usage de l'eau des citernes et que beaucoup de leurs grandes cités étaient ainsi suffisamment approvisionnées. On pourrait nommer beaucoup de villes privées d'eaux de sources et de rivière qui n'ont encore que les eaux de pluie à leur disposition.

Dans les années de grande sécheresse comme celles de 1858 et de 1865, ces eaux leur font quelquefois défaut; mais cette disette doit être attribuée à la capacité insuffisante des réservoirs.

PROPRIÉTÉS DES EAUX DE CITERNES.

Les eaux de citernes recueillies après

l'écoulement des eaux de pluie tombées sur les toits ou le sol entraînent des matières organiques, telles que débris de plantes, d'animaux, détritus de toute nature, susceptibles de les altérer en se décomposant. Cette observation déjà ancienne a été le plus grand obstacle à la généralisation de leur emploi.

Bien souvent on a cherché à remédier à ces inconvénients, et depuis plusieurs années, il existe divers procédés pour la purification de ces eaux.

L'un deux, en particulier, consiste à établir au-dessus des citernes un premier réservoir, muni d'une plaque percée à jour sur laquelle s'arrêtent les détritus, l'eau arrive ensuite sur un filtre mobile formé de couches de sable et de charbon, à travers lesquelles elle se purifie et s'écoule dans la citerne.

Ce système, appliqué dans quelques localités, a déjà rendu de très grands services. On atténuerait beaucoup les dépenses que nécessitent l'aménagement des eaux dans les grandes villes, en imposant aux propriétaires l'obligation d'établir des citernes ou des réservoirs d'eaux de pluie permanents. L'été que nous venons de traverser doit servir de leçon pour l'avenir.

Dans peu de temps, il est vrai, Paris aura *à sa discrétion* les eaux de la Dhuys et de la Marne ; mais qui pourrait assurer que dans cinquante ans, la population s'étant considérablement accrue, ces eaux répondront à tous les besoins.

Les sources, avons-nous dit, sont le résultat de l'infiltration des eaux de pluie. Suivant la profondeur et la nature du sol, d'où elles jaillissent, elles ont des températures et des propriétés variables. On sait que la chaleur de la terre est d'autant plus élevée que l'on y pénètre plus profondément. Donc la température des eaux de source sera d'autant moins élevée qu'elle sourdra plus près de la surface du sol. De là l'origine des eaux minérales et thermales, sur lesquelles nous reviendrons plus tard.

Leurs propriétés, comme nous l'avons signalé, dépendent des substances solubles qu'elles auront dissoutes pendant leur infiltration.

Les eaux des sources froides sont généralement agréables au goût ; elles sont fraîches, sapides, très convenables pour les besoins du ménage.

Les eaux de rivière ou de fleuve sont un mélange d'eaux de source et de pluie, très souvent chargées de limon ; elles sont néanmoins plus légères, plus aérées que les eaux de source, en raison de leur courant et de la surface plus ou moins étendue qu'elles offrent au contact de l'air. Leur température, très froide en hiver, varie suivant les saisons.

Les étangs sont des bassins très étendus dans lesquels se déversent des ruisseaux, des rivières et même des fleuves.

Leurs eaux diffèrent très peu de celles de rivières ; quelquefois stagnantes, elles ont l'inconvénient de permettre aux plantes aquatiques de se développer et de former plus tard des détritus qui altèrent leurs qualités.

Les eaux de mares ou de marais sont malsaines ; la vase sur laquelle elles reposent produit une foule de plantes, d'animalcules, et dégage des gazs plus ou moins délétères. Ces conditions les rendent impropres aux besoins ordinaires de la vie ; leur voisinage est même dangereux pour la santé des individus. Quand on veut en faire usage il est nécessaire de la filtrer avec soin.

Enfin, l'eau provenant de la fonte des neiges et qui souvent alimente les rivières et les fleuves est peu employée, à cause de sa température extrêmement froide. C'est de l'eau distillée très pure, ne contenant aucun principe salin.

C'est à ces deux propriétés qu'il faut

attribuer le développement du goître chez les habitants des montagnes, telles que les Alpes et les Pyrénées. A l'appui de cette observation, nous citerons l'exemple d'une femme des Pyrénées, portant un énorme goître, laquelle s'est guérie en se soumettant, pendant deux mois consécutifs, à un régime absolu de viandes salées, et ne buvant qu'à la dernière extrémité.

CHAPITRE II.

Eau froide ou glacée —Eau chaude.— Eau tempérée. — Leurs qualités, inconvénients de leurs abus. — Eaux potables. — Eau de Seine. —Son analyse. — Choléra de 1865. — Moyens de corriger les mauvais effets de l'eau, et de conserver ses qualités. — Propriétés hygrométriques des vêtements. — Grenouille des Ravageurs. — Applications de l'eau à la médecine.

DES BOISSONS.

Tout liquide destiné à satisfaire le sentiment de la soif porte le nom de *boisson*. L'eau en est la base principale. Les boissons sont destinées à dissoudre les aliments; elles facilitent l'action des organes digestifs et réparent les pertes faites par l'économie. Sous ce rapport, l'eau telle que nous la fournit la nature est la première des boissons de l'homme et des animaux.

L'eau froide ou très chaude étanche mieux la soif que celle dont la température est tiède.

Sous les empereurs, les Romains préféraient l'eau chaude à l'eau froide. On la servait à la fin des repas pour activer la digestion et stimuler les sens. L'eau chaude est NÉCESSAIRE aux estomacs affaiblis ; généralement on l'emploie mélangée avec des substances aromatiques. Dans les climats chauds, elle est préférée à l'eau froide, comme plus rafraîchissante.

L'eau froide est employée souvent à l'état solide ou de glace. Prise ainsi et en petite quantité elle constitue une boisson tonique et très agréable. La réaction qui suit est presque indispensable aux estomacs paresseux et surtout aux raffinés de la gourmandise. Nous ne pouvons donner une meilleure idée de cette réaction opérée par la glace sur l'estomac, qu'en rappelant celle qui survient dans les mains quand on se les frotte avec de la neige.

L'eau très froide, bue quand l'estomac est vide ou que le corps est très chaud, produit des résultats fâcheux. Nous signalerons le spasme de la gorge (resserrement si pénible des muscles du pharynx et de l'œsophage), les crampes d'estomac, les crachements de sang, les inflammations d'intestins, etc., et même la mort subite, comme les journaux nous en citent périodiquement des exemples.

L'eau pure n'est pas seule à produire ces accidents. Toutes les autres boissons : bière, vins et liqueurs frappées, les déterminent aussi. On ne saurait donc trop insister sur les dangers auxquels s'exposent les ouvriers, les voyageurs et surtout les militaires, qui, les uns après un travail pénible, les autres après une marche forcée, cèdent avec trop d'avidité aux besoins de la soif.

L'eau pure, prise à la température ordinaire et avec modération pendant les repas, facilite le travail de la digestion et entretient la santé. Prise en excès, elle délaye trop les aliments, affaiblit l'action des sucs gastriques, détermine des crampes, des indigestions, enfin un ensemble de phénomènes qui, sans être ceux du choléra, peuvent être suivis de cette maladie. Ce fait est tellement connu qu'il est de précepte de ne jamais donner à boire aux animaux lorsqu'ils rentrent après un travail fatigant ou une longue course, afin de ne pas provoquer des tranchées. Le raffinement des inquisiteurs et des justiciers avait autrefois mis à profit ces effets de l'eau comme moyen de torture. On *entonnait* quatre et huit pintes (la pinte correspond au litre) aux malheureux soumis aux questions ordinaire et extraordinaire, et dont on voulait obtenir des aveux.

Ainsi donc quand on aura très soif et très chaud, il faudra mêler à l'eau un peu de vinaigre, d'eau-de-vie, ou toute autre substance stimulante. De cette manière on boira moins et l'on évitera bien des accidents.

EAUX POTABLES.

Les eaux potables n'ont ni odeur, ni goût soit salé soit piquant ; elles contiennent de l'air en dissolution, dissolvent le savon, cuisent les légumes secs et ne renferment pas de matières végétales ou animales.

A ce point de vue, l'eau de la Seine est mauvaise. Tout récemment, un chimiste bien connu, M. Monnier, a mis en évidence les matières organiques contenues dans les eaux de la Seine prises au-dessus et au-dessous de Paris. Le 5 octobre dernier, les eaux puisées à Bercy contenaient, par litre, 5 à 6 milligrammes de matières organiques. A Asnières, à 20 mètres en amont de l'égout collecteur, elles en ont donné de 6 à 7 milligrammes. A 500 mètres au-dessous de l'égout, M. Monnier a trouvé 16 milligrammes de matières organiques, et, plus bas, au pont de Saint-Ouen, 9 milligrammes. Enfin, les eaux de l'égout collecteur lui-même en contiennent jusqu'à 105 milligrammes.

Ces résultats confirment et au-delà notre appréciation. C'est à l'eau de Seine qu'il faut attribuer la diarrhée et certaines formes de fièvres typhoïdes dont les gens de province et les étrangers sont atteints dans les premiers temps de leur séjour à Paris.

Ces effets, que l'on observe surtout à l'époque des chaleurs, viennent d'avoir des conséquences très fâcheuses pour la capitale. Le choléra de 1865 n'a pas eu, il est vrai, les caractères foudroyants de la maladie asiatique, il a été presque toujours précédé de l'ensemble des phénomènes qui s'observent après l'usage prolongé des eaux malsaines. On sait que cette année est une de celles où le niveau de la Seine est descendu le plus bas.

Les machines hydrauliques qui alimentent la ville puisaient l'eau dans le fond vaseux du fleuve. Heureusement, ces conditions ne se reproduiront pas, puisque, dans un avenir très prochain, les eaux de la Seine ne seront plus destinées qu'aux services publics et industriels. Nous saisissons cette occasion pour signaler le zèle avec lequel l'administration municipale a poussé les travaux et l'aménagement des eaux de la Dhuys et de la Marne. Cela ne doit pas nous empêcher de recommander, en attendant, de faire usage d'eau filtrée ou mélangée avec des liquides stimulants, tels que vin, café, eau-de-vie, thé, etc.

CONSERVATION DE L'EAU.

Cette question a toujours été et est

encore de nos jours un problème de grand intérêt pour l'hygiène publique. Dans une foule de localités où l'eau de source et de rivière n'existe pas, de même que pendant les voyages de long cours, il est difficile de se procurer de l'eau potable ; on fait alors usage de l'eau de citerne ou d'eau conservée dans des réservoirs en métal ou en bois. L'eau la plus pure, conservée ainsi, prend à la longue une saveur et une odeur plus ou moins prononcées.

Sur les navires, on a cherché à utiliser comme boisson l'eau de mer, distillée à l'aide d'appareils particuliers. Cette eau manquait d'air. On l'a soumise à une agitation continuelle sans pouvoir la rendre potable, de sorte que son emploi a été limité aux usages domestiques.

L'eau conservée dans des vases en bois ou futailles abandonne l'oxygène de l'air dissout, et cet oxygène va détériorer les parois des futailles. Cette altération est encore plus visible lorsque le réservoir est en métal. Une modification analogue a lieu pour l'eau de citerne. Bien des procédés ont été proposés pour remédier à ces inconvénients ; celui de Périnet a été sanctionné par l'expérience ; il consiste à verser 3 kilogrammes de peroxyde de manganèse en poudre par 500 kilogrammes (500 *litres*) d'eau, à agiter ensuite le liquide tous les quinze jours ; de cette façon on a pu conserver de l'eau avec toutes ses qualités pendant près de sept ans.

Ce moyen sanctionné par l'expérience est non-seulement applicable aux eaux contenues dans des futailles, mais aussi à celle des citernes.

PROPRIÉTÉS HYGROMÉTRIQUES DES TISSUS.

Les applications de l'eau à la médecine nous ont appris que les tissus de lin (fil), de coton, de laine sont susceptibles de conserver plus ou moins longtemps l'eau dont ils sont imbibés.

Cette application offre une grande importance au point de vue de la santé. Ainsi un vêtement de toile sera le premier à se sécher comme aussi à se mouiller. Celui de coton viendra ensuite, et celui de laine mettra trois fois plus de temps à s'humecter comme à se sécher.

Les mélanges des tissus de coton et de laine, appelés *molletons,* sont encore les plus difficiles à prendre ou à abandonner l'eau. D'où il résulte :

1° Que dans nos climats, et en hiver, les étoffes de molleton et de flanelle doivent être préférées ; elles conservent mieux la chaleur naturelle du corps et sont les plus impénétrables à l'humidité extérieure.

2° Que dans les pays chauds et même tropicaux, les indigènes sont toujours vêtus de laine. La chaleur de l'atmosphère étant plus élevée que celle du corps, les vêtements de laine s'opposent à l'évaporation et garantissent davantage contre les influences de la température extérieure.

GRENOUILLE DES RAVAGEURS.

On appelle *ravageurs* les individus qui, une sébille à la main, explorant les bords des rivières et de la Seine en particulier, en agitent la vase pour y découvrir quelque objet de prix.

Cette profession n'est pas sans danger, car le séjour prolongé dans l'eau gonfle la peau des jambes, la fendille et la rend très sensible à l'action de l'air. Son aspect alors a toute l'apparence des larges cicatrices qui succèdent aux brûlures; elle se couvre plus tard, suivant la débilité des sujets, d'ulcères atoniques. Les conséquences du contact prolongé de l'eau s'observent également chez les débardeurs, les blanchisseurs, les pêcheurs à la ligne et tous les individus dont le métier est de travailler dans l'eau.

Le repos et le changement d'état sont les meilleurs moyens de guérir cette maladie, connue sous le nom de *grenouille*.

Au point de vue thérapeutique, l'eau rend continuellement de très grands services. Hippocrate, Avicenne, Galien, Ambroise Paré nous ont transmis ses bienfaits.

De nos jours, il n'est pas de blessures où elle ne soit employée, pure ou mélangée à diverses substances, pour prévenir les inflammations consécutives.

Le traitement des maladies par l'eau constitue même depuis quelques années une méthode nouvelle connue sous le nom d'hydrothérapie.

CHAPITRE III.

Des bains chez les Grecs, les Perses, les Egyptiens, les Romains, les Orientaux. — Bains de rivière, leurs effets suivant la force et l'âge des sujets. — Moment le plus favorable pour les prendre. — Eruptions et furoncles déterminés par les bains d'eau de Seine. — Dangers des bains froids pour les vieillards et les enfants en bas âge. — Conseils aux baigneurs.

BAINS.

On désigne sous ce nom l'immersion du corps dans un milieu liquide *(l'eau)* ou gazeux *(la vapeur)*. Nous avons donc à parler des bains simples et des bains de vapeur.

Dès le principe, le bain n'a été qu'un

moyen de propreté. Chez les peuples primitifs où l'usage du linge et de la chaussure était inconnu, il était d'une nécessité absolue.

L'histoire nous a appris que les populations de l'Asie en faisaient un grand usage. Plusieurs d'entre elles avaient même établi à cet égard une législation spéciale.

Les bains froids étaient employés au point de vue de l'hygiène, les bains chauds comme délassement. C'est à ce double point de vue qu'ils furent utilisés par les Egyptiens, les Perses, les Grecs et plus tard les Romains.

Le bain était une obligation de l'hospitalité. Il était de coutume d'y conduire l'étranger et les voyageurs à leur arrivée.

Indépendamment des bains privés que l'on trouvait chez les riches, il existait de nombreux bains publics où les deux sexes étaient reçus, ici ensemble et là séparément.

A Sparte, il était permis aux deux sexes de s'y exercer simultanément à la natation.

Les Lacédémoniens considéraient le bain chaud comme énervant, efféminé. Ils employaient seulement les bains froids et ceux d'étuve sèche.

Chez les Perses et les Egyptiens, les bains, établis avec beaucoup de magnificence, étaient un motif de luxe et d'ostentation.

La loi de Moïse prescrivait au peuple hébreu les bains fréquents comme moyen hygiénique; elle défendait aux deux sexes de s'y trouver ensemble.

Les Romains, imitateurs par excellence de tout ce qui pouvait contribuer au bien-être et aux jouissances de la vie, portèrent aussi loin que possible le faste et le luxe des bains.

Les gens riches avaient des bains chez eux ; le peuple se baignait dans le Tibre.

Les empereurs, pour s'attirer les

faveurs populaires, firent construire des bains publics froids et chauds, avec tout le confortable d'alors. Le bain ne coûtait qu'un quadran, c'est-à-dire deux centimes !

La décence y fut d'abord observée avec beaucoup de rigueur. Mais peu à peu, et malgré les édits d'Adrien, de Marc-Aurèle et d'Alexandre Sévère, ils devinrent l'occasion du relâchement des mœurs. Les empereurs eux-mêmes ne dédaignèrent pas de s'y mêler à la foule. Gallien préférait les bains publics où les deux sexes et tous les âges étaient confondus.

Les étrangers et les voyageurs étaient admis gratuitement dans ces établissements publics, ainsi que les enfants au-dessous d'un certain âge.

Le peuple était averti par le son d'une cloche que les bains étaient prêts.

En Orient, on a conservé les habitudes des anciens. En Turquie, l'usage du bain et des ablutions est prescrit par la loi de

Mahomet. Tout vrai croyant doit en faire usage au moins une fois par jour. Les femmes pratiquent largement cette obligation ; c'est d'ailleurs le seul moment de liberté dont elles puissent profiter.

Dans l'Inde et en Egypte, le bain est pris avec tous les raffinements inspirés par la mollesse. Le corps y est soumis à des massages, à des frictions énergiques, puis à des onctions aromatiques. La fatigue que déterminent ces manœuvres contraint le baigneur à se reposer plusieurs heures ; c'est alors seulement qu'il jouit de tout le bien que procurent sous un climat brûlant la souplesse des membres et le rafraîchissement du sang.

BAINS SIMPLES.

Les bains ordinaires sont dits *frais*, *tièdes* ou *chauds*, suivant le degré de chaleur auquel ils sont pris.

Les bains frais ont, en général, une température de 15 à 24° : tels sont ceux de rivière en été. On les prend rarement dans les baignoires. Le corps plongé dans l'eau se refroidit trop vite ; il ne peut supporter longtemps cette température sans inconvénient.

Les bains frais déterminent, après une courte durée, une réaction de chaleur vive à la peau et une légère transpiration que la médecine met à profit pour fortifier les constitutions scrofuleuses ou débiles, et pour aider à la guérison de maladies chroniques. Les bains frais sont pris surtout en rivière. Là le corps s'y livre à des mouvements musculaires qui accélèrent la respiration et la circulation du sang, augmentent la chaleur vitale et préviennent son refroidissement. La durée des bains de rivière ne peut être fixée ; elle variera suivant les susceptibilités individuelles.

Les sujets forts, ceux dont la peau est

doublée de graisse, pourront y séjourner longtemps. Les personnes faibles ou lymphatiques, au contraire, ne devront séjourner dans l'eau courante que le temps nécessaire pour provoquer la réaction.

Pris dans ces conditions, le bain donnera des forces, du ton à la peau et stimulera l'appétit.

Les bains frais ne conviennent pas aux vieillards; chez eux, la réaction vitale étant difficile à réveiller, ils seraient exposés à des syncopes ou à des apoplexies. Il en est de même pour les enfants en bas âge, à cause du peu d'énergie de leur calorification. Une impression trop vive arrête en eux la circulation du sang, congestionne leurs organes et détermine des convulsions, voire même la mort.

Disons aussi qu'il est des personnes qui ne peuvent prendre ni bains froids, ni bains chauds. Dès leur entrée dans l'eau, elles ressentent de l'oppression, et si elles ne se retirent, elles étouffent et ont des vertiges. Il ne faut donc pas toujours traiter de pusillanimes ceux qui se refusent à prendre des bains.

Il est de précepte de ne jamais se baigner immédiatement après les repas. Il faut trois heures au moins à la digestion pour se faire chez les adultes et deux heures chez les enfants. Il faudra donc ne se baigner qu'après ce temps écoulé.

Ce précepte est très souvent méconnu par les écoliers et même par des gens plus raisonnables. Il n'est pas d'année, en effet, où les lycées, colléges et pensions de province n'aient à déplorer la perte de quelques-uns de leurs élèves. Nous insistons donc sur les suites fâcheuses occasionnées par l'immersion du corps dans l'eau fraîche, au moment de la digestion. Il serait à désirer qu'à l'époque de la saison des bains froids un avertissement fût affiché en *gros caractères* dans tout établissement de bains publics.

Signalons aussi un effet peu remarqué

et particulier à l'eau de la Seine. Il n'est pas rare de voir se développer chez certaines personnes, notamment chez celles dont le grenu de la peau est fin, des éruptions diverses, entre autres des clous, à la suite des premiers bains d'eau courante. Cette action de l'eau de la Seine est due à la présence des matières organiques en décomposition qu'elle renferme.

Conseils aux baigneurs. — Le moment le plus convenable pour se baigner est celui qui précède les repas. C'est donc le matin avant de déjeuner et le soir avant le dîner qu'il faudra se mettre à l'eau.

Les amateurs de natation préfèrent généralement se baigner le matin, et cela avec raison. Au commencement de la journée le corps, n'ayant éprouvé aucune fatigue, peut supporter plus aisément et plus longtemps les exercices de la natation. Le bien-être qui en est la conséquence dure davantage.

Au contraire, le bain pris dans l'après-midi ajoute aux fatigues de la journée et ne procure pas au corps la souplesse et l'énergie qui suivent celui de la matinée. Si nous devions donner un conseil, nous dirions :

1° Aux gens faibles et délicats, aux femmes et aux enfants : Prenez votre bain avant le déjeuner ;

2° Aux gens robustes et occupés : Prenez-le le soir ou le matin indistinctement, mais que celui de l'après-midi soit de courte durée.

CHAPITRE IV.

Bain tiède, ses effets, sa température, sa durée. — Moment le plus convenable pour le prendre. Son application à la médecine. — Bains chauds. — Leurs effets. — Accidents qui peuvent suivre leur emploi. — Leur utilité. — Bains de vapeur. — Leur action sur la peau. — Leur durée. — Dangers auxquels s'exposent ceux qui les prennent sans motif. — Prix élevé des bains de vapeur. Moyen économique pour les prendre chez soi. — Bains russes. — Salles de bains en Russie. — Cailloux servant à obtenir la vapeur. — Bains de pied ou pédiluves. — Leur utilité. — Leurs dangers.

La propreté, comme nous l'avons établi en parlant de l'usage des bains chez les peuples anciens, a de tout temps été considérée comme une condition de santé individuelle et publique. A son tour, la civilisation moderne est venue consacrer la vérité de ce principe d'hygiène.

Le bain froid, avons-nous dit, a pour propriété de tonifier les tissus et de stimuler les fonctions de la peau au moyen de la réaction qu'il provoque en général. Mais son effet n'étant pas le même pour tout le monde ou offrant des inconvénients, pour les enfants par exemple, les vieillards et certaines constitutions délicates, l'application en reste limitée à l'époque des chaleurs.

BAIN TIÈDE.

Le bain tiède, dont l'usage, au contraire, peut être de tous les instants, devait remplacer le bain froid avec d'autant plus d'avantages qu'il facilite le nettoyage de la peau et la transpiration. Il ne faut donc pas s'étonner s'il est devenu une nécessité.

La température à laquelle sont pris les bains tièdes est de 25 à 32° ; elle est inférieure à celle du corps qui, on le sait, s'élève à 37 ou 38° . Cette chaleur produit une impression douce, agréable, pénètre, dilate et assouplit la peau. L'eau étant absorbée, l'épiderme se gonfle, les pellicules et la poussière fixées à sa surface se détachent.

L'obtention de ce résultat est facilitée par l'agitation et les mouvements. L'eau s'introduit dans les petits vaisseaux sous-cutanés et rafraîchit le corps. Tels sont, en peu de mots, les effets physiologiques du bain tiède.

Ces phénomènes expliquent pourquoi ce bain est regardé, avec raison, comme un moyen calmant par excellence et comment il produit le même bien-être chez tout le monde.

A mesure que le bain se prolonge, la chaleur de l'eau diminue ; la sensation agréable signalée plus haut s'affaiblit et le corps se refroidit. Si l'on ne porte alors la température du bain à un degré plus élevé qu'elle n'était primitivement, le bien-être est remplacé par un sentiment de malaise qui oblige à en sortir.

Le refroidissement du corps ne doit pas être attribué seulement à celui de l'eau du bain. Notre savant confrère, le docteur Tripier, dans son *Traité de physiologie et d'hygiène,* a parfaitement signalé, comme cause plus puissante de refroidissement, la suspension de la fonction respiratoire de la peau.

Les bains tièdes conviennent à tous les âges et particulièrement aux enfants, aux femmes et aux vieillards. Leur durée sera d'une heure au plus pour les adultes, d'une demi-heure environ pour les deux âges extrêmes. Pris plus longtemps, ils seraient hyposthénisants, c'est-à-dire affaiblissants. Disons toutefois que cette action des bains prolongés a été beaucoup exagérée.

On devra de préférence les prendre le soir, avant de se coucher. Le bien-être qui suivra produira un sommeil bienfaisant et réparateur. Pris à d'autres heures, il faudra suivre les mêmes règles que pour les bains froids.

APPLICATION A LA MÉDECINE.

De ce que nous venons de dire, il résulte que le bain tiède est un puissant moyen de guérison entre les mains du médecin. En diminuant la tension et la chaleur des tissus enflammés, il calme la douleur, modère la fièvre. En pénétrant dans le torrent de la circulation, l'eau facilite la sécrétion urinaire, combat les inflammations aiguës et chroniques des organes internes. Aussi les bains tièdes sont-ils généralement prescrits contre la plupart des maladies de la peau, les convulsions des enfants, les spasmes, les affections intestinales, les rétentions d'urine, les calculs du rein, du foie, etc.

Le bain tiède ne doit pas être pris par les personnes atteintes de fluxion de poitrine, de toux ancienne, d'asthme, d'hydropisies, etc., etc. L'absorption de l'eau ne pourrait, en effet, qu'augmenter l'oppression déterminée par l'accumulation des humeurs qui nuisent aux fonctions respiratoires.

Nous dirons, toutefois, que le bain tiède est le meilleur moyen de dissiper les fatigues musculaires occasionnées par un voyage ou un travail pénible.

BAINS CHAUDS.

Ces bains, dont la température est au-dessus de 34 degrés, sont peu employés, car ils sont plus nuisibles qu'utiles. Leur action est d'autant plus pernicieuse que le degré de chaleur est plus élevé.

Plongé dans un bain chaud, le corps est impressionné d'une manière désagréable. On éprouve un sentiment d'oppression persistante; la respiration est gênée, plus rapide; le cœur bat plus fort et la tête s'alourdit; la peau est injectée, rouge.

Si le bain est prolongé, les défaillances arrivent, la transpiration devient abondante sur les parties non immergées ; la soif se déclare, enfin l'asphyxie et l'apoplexie menacent l'imprudent baigneur.

Ce bain, on le voit, ne peut être employé que dans des circonstances exceptionnelles. Sa durée sera de quelques minutes seulement, son degré de température en rapport avec la susceptibilité de l'individu. On se rappellera surtout que des personnes ont été brûlées et sont mortes après un bain trop chaud, de quelques instants seulement.

La médecine utilise cependant l'action des bains chauds pour obtenir une révulsion énergique et instantanée à la peau : par exemple, lorsque l'éruption de la petite vérole, trop tardive, est accompagnée d'accidents cérébraux qui menacent la vie du malade. Nous avons vu l'illustre professeur Récamier obtenir dans ce cas des résultats miraculeux.

BAINS DE VAPEUR.

Comme les bains chauds, le bain de vapeur exerce une révulsion puissante sur la peau en provoquant une abondante transpiration. Malgré sa température élevée (40 à 50°), son action est mieux supportée et moins dangereuse. Les bains de vapeur sont recommandés contre les rhumatismes, les dartres, la sécheresse de la peau, les raideurs articulaires, certaines paralysies, la goutte et quelques autres maladies chroniques.

Lorsque tout le corps, sauf la tête,

sera plongé dans la vapeur, la durée du bain sera de 10 à 20 minutes.

Les bains de vapeur ne devraient être pris que sur l'avis du médecin. Cependant beaucoup de personnes les prennent d'elles-mêmes. Cette imprudence a souvent des suites fâcheuses, en raison des congestions internes qui en résultent.

Le prix élevé de ces bains dans les établissements publics, ou portés à domicile, ne permet pas toujours aux ouvriers d'en faire usage. Heureusement il est facile d'y suppléer au moyen d'un procédé très simple qu'on a le tort de trop négliger. Ce procédé est fondé sur la propriété bien connue qu'a la chaux de dégager beaucoup de vapeur quand on verse de l'eau dessus. Il consiste à asseoir le malade sur un siége sous lequel on a placé un vase de chaux vive arrosée d'eau, et à l'envelopper ainsi hermétiquement, la tête exceptée, d'une grande couverture de laine qui retient la vapeur autour du corps. Ce bain peu coûteux a donné de bons résultats tout récemment dans des cas de choléra commençant.

BAINS RUSSES.

Les bains russes sont des bains de vapeur ordinaires que l'on fait suivre de frictions énergiques, de massage, quelquefois même de flagellation. Immédiatement après, le corps est plongé pendant quelques secondes dans de l'eau très froide ou dans de la neige, suivant le pays.

En Russie, on obtient de la manière suivante la vapeur destinée au bain. Les salles destinées aux baigneurs sont chauffées par des fourneaux en fonte sur lesquels on place des cailloux. Quand ces cailloux sont rougis par le feu, on les arrose d'eau ; des flots de vapeur se dégagent alors et remplissent les salles.

Ces bains jouissent d'une réputation méritée. Ils ont pour avantage de donner une grande souplesse à la peau et aux membres. Pris dans nos pays comme ils le sont en Finlande ou en Russie, ils seraient difficilement supportés.

BAINS DE PIEDS OU PÉDILUVES.

Les bains de pieds ou pédiluves sont un bon dérivatif pour les maux de tête ou les maux de gorge. Leur température sera celle des bains chauds (30 à 35°), leur durée de dix à quinze minutes. Pris moins longtemps, ils pourraient amener une réaction congestive sur les organes que l'on veut dégager. Pris trop longtemps et très chauds, ils produiraient des effets opposés : fixant alors trop vivement le sang aux extrémités inférieures, ils détermineraient des affaiblissements momentanés de la vue, des défaillances et des syncopes.

Comme les bains tièdes, on ne les prendra que plusieurs heures après avoir mangé.

Les bains de pieds froids ne sont guère employés en médecine, mais il n'en est pas de même dans le public. Les personnes qui en font usage sont ordinairement de jeunes filles ou de jeunes femmes qui espèrent ainsi se débarrasser d'une fonction périodique ; ou encore des personnes sujettes à une infirmité naturelle, la *transpiration des pieds*. Qu'il nous suffise de les prévenir que cette imprudence les expose à des accidents très graves, tels que : vomissement de sang, extinction de voix, phthisie.

CHAPITRE V.

Blé et orge, premiers aliments de l'homme. — Origine des boissons fermentées. — Bière : ses différentes variétés. — Conditions et phénomènes de la fermentation. — Fabrication de la bière. — Maltage. — Touraillage. — Brassage. — Fermentation. — Clarification. — Conservation de la bière. — Sa composition. — Importance des eaux du Rhin et de la Meuse dans la préparation de la bière. — Substitutions et falsifications. — Bières légères et bières fortes. — Leurs qualités, leurs effets sur l'économie et sur les muqueuses. — Ivresse produite par la bière sophistiquée. — Moyen d'y remédier. — Bières médicinales. — Bières de malt, antiscorbutiques, toniques, diurétiques, purgatives.

BOISSONS FERMENTÉES.

Nous avons dit que l'eau formait la base principale des boissons ; que celles-ci étaient destinées : 1° à dissoudre les aliments ; 2° à faciliter l'action des organes digestifs ; 3° à réparer les pertes faites par l'économie. Nous avons ajouté que l'eau, telle que nous la fournit la nature, était la première des boissons. S'il est vrai que, dans les premiers âges, l'eau a été la seule et unique boisson, il n'est pas moins certain que l'espèce humaine, en se multipliant, a formé des familles, des tribus, des peuplades, des nations.

Entre ces diverses agglomérations individuelles, il s'est établi des rapports. De nouveaux besoins ont surgi ; de nouvelles habitudes ont été créées ; enfin, l'instinct aidant, les hommes se sont ingéniés à trouver des aliments nouveaux, des boissons nouvelles, capables d'entretenir et de développer les liens qui les unissaient.

Le blé et l'orge ont été leur premier aliment. En préparant avec la farine de ces céréales des pâtes qui les ont nourris, ils ont dû constater, sans le comprendre, un travail de fermentation qui leur a inspiré l'idée d'en retirer aussi une boisson stimulante. De là l'origine des boissons fermentées.

BIÈRE.

C'est une boisson préparée au moyen de la fermentation de l'orge et du houblon dans l'eau à une certaine température.

Sans remonter à l'époque diluvienne, constatons de suite que du temps de Moïse la bière était déjà une boisson d'un usage très vulgaire en Egypte. C'était le *vin d'orge des Grecs,* la *cerevisia* des Latins (vin de Cérès ou de *céréales*). C'est aujourd'hui la *cervoise* des Espagnols et du midi de la France.

Chez les peuples du nord de l'Europe, elle était également très répandue, comme nous le témoignent Pline, Strabon, Tacite. Diodore de Sicile prétend que la bière des Egyptiens avait presque la force et le goût du vin. Columelle cite les *Pelusiaci pocula,* c'est-à-dire boissons des habitants de Péluse, en Egypte.

Aujourd'hui encore la bière est la boisson habituelle des peuples allemands et scandinaves, des Hollandais, des Belges, des Anglais, du nord de la France et de l'Amérique.

Il existe un très grand nombre de variétés de bière. Ainsi, en Angleterre, il y a l'*ale,* le *porter*, le *stout,* le *ginger-beer ;* en Belgique, le *faro,* le *lambic,* la *bière de Louvain,* la *bière blanche;* en France, les *bières de Strasbourg,* de *Lyon,* de *Paris ;* en Allemagne, celles de *Bavière,* de *Saxe,* etc., suivant le pays où elles se sont fabriquées. Il existe aussi des bières *mousseuses,* de *mars,* *fortes* ou *doubles,* *légères* ou *petites.*

Dans l'entorse et dans certaines brûlures des membres, on pourra remplacer les compresses par l'immersion de la partie blessée dans un bain froid.

L'irrigation se fait goutte à goutte ou par un jet continu d'eau qui tombe sur des linges recouvrant la plaie. Ainsi, au-dessus du lit et de la partie malade, on disposera un seau qui sera muni d'un siphon ou d'un robinet, suivant le mode d'irrigation employé.

APPLICATIONS DE L'EAU A LA MÉDECINE.

Les maladies dans lesquelles l'eau a été préconisée principalement sont les affections du cerveau (fièvre cérébrale, folie), la fièvre typhoïde, les fièvres intermittentes, les hémorrhagies, etc.

Les applications de l'eau dans ces circonstances n'avaient jamais été soumises à des règles fixes. Chaque médecin en faisait usage selon ses inspirations et suivant l'idée qu'il se formait de la nature de la maladie. Les exceptions que l'on pourrait citer concernent plutôt l'abus que l'emploi rationnel de ce moyen. Pour l'illustre professeur de Halles, Frédéric Hoffmann, l'eau était en 1700 un remède universel. Un médecin de la Silésie, le docteur Hahn, son contemporain, se rendit célèbre par ses guérisons obtenues avec ce moyen.

En 1827, un paysan de la Silésie, Priessnitz, reçoit au visage un coup de pied de cheval et tombe. Les roues de son chariot lui passent sur le corps et lui brisent deux côtes. Peu confiant dans les moyens ordinaires de la médecine et ayant entendu vanter les heureux effets obtenus par le traitement de l'eau, il voulut se traiter lui-même et sans aucune intervention médicale. Heureusement pour lui, le genre de blessures dont il était atteint se guérissent d'elles-mêmes par le repos.

L'eau néanmoins eut tous les avantages de la guérison à ses yeux.

Sa guérison eut beaucoup de retentissement, et Priessnitz, en homme intelligent, sut la faire tourner à son profit. Les malades accoururent en foule le visiter et le consulter ; ils lui donnèrent l'idée de fonder un établissement uniquement consacré au traitement des maladies par l'eau. Telle fut l'origine de l'hydrothérapie.

HYDROTHÉRAPIE.

C'est à Græfenberg, en Silésie, que prit naissance la méthode nouvelle. L'eau y fut d'abord appliquée indistinctement *intus* et *extra,* à toutes les maladies. L'engouement était si grand, que les succès furent seuls répandus, tandis que les revers passaient inaperçus.

Priessnitz, doué d'un esprit naturel

d'observation, apprit peu à peu à reconnaître les circonstances dans lesquelles son nouveau traitement pouvait être dangereux. Il en varia donc de lui-même l'application, suivant les aptitudes individuelles et la nature des maladies.

Outre les bains locaux, les lavements froids et les douches, Priessnitz employait la ceinture humide, l'emmaillottement humide (drap mouillé qui sert à envelopper le malade), l'emmaillottement sec pendant lequel le malade boit une certaine quantité d'eau, et les frictions avec le drap mouillé.

La *ceinture humide* ou *stimulante,* d'après notre confrère M. C. James, lequel s'est soumis à plusieurs de ces expériences, consiste en un bandage faisant trois fois le tour du corps. Une de ses extrémités est mouillée et appliquée sur le ventre ; le reste du linge est ramené sur la partie mouillée.

L'emmaillottement humide consiste à

étendre d'abord sur le sommier d'un lit une épaisse couverture de laine. Sur celle-ci, on dispose un drap de grosse toile mouillée, fortement tordue, et l'on y place le malade dégagé de tout vêtement. On ramène sur lui le drap mouillé et la couverture de façon à l'emmaillotter complétement. On le recouvre d'un édredon, d'une ou plusieurs couvertures de laine, et on l'abandonne à lui-même pendant un temps qui varie d'une demi-heure à deux ou trois heures. Enfin le malade, tout en sueur, est plongé quelques instants dans un bain d'eau froide, et une promenade forcée d'une heure lui est ordonnée.

L'emmaillottement sec ne diffère du précédent qu'en ce que le drap est sec au lieu d'être mouillé, et que le malade boit une plus grande quantité d'eau.

Les frictions avec le drap mouillé sont faites de la manière suivante. On jette sur la personne un drap trempé dans l'eau froide, on l'enveloppe complètement, puis on frictionne vigoureusement jusqu'à ce que le drap s'échauffe. Après quoi, le malade s'habille et se livre à un exercice approprié à son goût.

Ces moyens, qui constituent la méthode de Priessnitz, encore très en vogue en Allemagne, sont aujourd'hui fort peu employés en France et dans les autres pays, en raison des perfectionnements apportés au traitement hydrothérapique.

DOUCHES.

Les douches ont modifié considérablement le traitement des maladies par l'eau. Sous ce nom on comprend un courant d'eau dirigé sur les parties malades. Elles sont : en *jet*, en *nappe* ou en *pluie* ; *ascendantes*, *descendantes* ou *latérales*.

La hauteur et la distance suivant lesquelles les douches sont projetées font varier leur action. Leur application consiste à placer le malade, déshabillé, assis ou debout, à une distance déterminée du jet d'eau.

La douche en pluie tombe ordinairement de haut en bas sur la tête du sujet; la douche en nappe est dirigée horizontalement, et la douche en jet dans toutes les directions. Le patient supporte la douche plus ou moins longtemps, suivant l'impression ressentie et suivant la nature de sa maladie.

Indépendamment des maladies que nous avons déjà signalées, on a obtenu depuis quelques années d'excellents résultats de ce traitement dans les rhumatismes chroniques, la goutte, même les scrofules et, en particulier, les fièvres intermittentes. En France, un savant distingué, le docteur Fleury, a puissamment contribué au perfectionnement de cette méthode. C'est lui surtout qui a fait connaître les bienfaits de l'hydrothérapie dans les fièvres intermittentes et rémittentes.

Quant à l'action de ce traitement, disons, avec M. le professeur Bouchardat, qu'il a pour résultat « de ranimer toutes les fonctions de la peau dont l'allanguissement est une cause de nombreuses maladies. Parmi ces fonctions de la peau, la calorification vient en première ligne. Ranimer l'énergie de la calorification, tel est le premier résultat des pratiques de l'hydrothérapie bien dirigée. Ranimer l'énergie des décompositions qui s'opèrent dans le réseau capillaire, tel est le plus important des effets qu'on obtient. »

Les frictions qui suivent ou accompagnent presque toutes ces pratiques ont pour résultat d'augmenter la sécrétion de l'épiderme, fonction qu'il faut maintenir active et dont le ralentissement peut être le point de départ d'une foule de maladies.

Nous terminerons cet aperçu sur l'hydrothérapie en disant qu'il existe des appareils très simples et à prix très modérés qui permettent de suivre ce traitement à domicile. Pour notre part, nous connaissons bon nombre de personnes qui s'en trouvent très bien immédiatement après quelques exercices gymnastiques (1).

---

(1) En terminant ce sujet, ajoutons que, vers le commencement du xe siècle, Rhazès traitait les fièvres continues par l'eau froide et qu'il en faisait boire abondamment à ses malades; preuve que les médecins arabes avaient déjà constaté l'efficacité du traitement hydrothérapique.

CHAPITRE VI.

Blé et orge, premiers aliments de l'homme. — Origine des boissons fermentées. — Bière : ses différentes variétés. — Conditions et phénomènes de la fermentation. — Fabrication de la bière. — Maltage. — Touraillage. — Brassage. — Fermentation. — Clarification. — Conservation de la bière. — Sa composition. — Importance des eaux du Rhin et de la Meuse dans la préparation de la bière. — Substitutions et falsifications. — Bières légères et bières fortes. — Leurs qualités, leurs effets sur l'économie et sur les muqueuses. — Ivresse produite par la bière sophistiquée. — Moyen d'y remédier. — Bières médicinales. — Bières de malt, antiscorbutiques, toniques, diurétiques, purgatives.

BOISSONS FERMENTÉES.

Nous avons dit que l'eau formait la base principale des boissons ; que celles-ci étaient destinées : 1° à dissoudre les aliments ; 2° à faciliter l'action des organes digestifs ; 3° à réparer les pertes faites par l'économie. Nous avons ajouté que l'eau, telle que nous la fournit la nature, était la première des boissons. S'il est vrai que, dans les premiers âges, l'eau a été la seule et unique boisson, il n'est pas moins certain que l'espèce humaine, en se multipliant, a formé des familles, des tribus, des peuplades, des nations.

Entre ces diverses agglomérations individuelles, il s'est établi des rapports. De nouveaux besoins ont surgi ; de nouvelles habitudes ont été créées ; enfin, l'instinct aidant, les hommes se sont ingéniés à trouver des aliments nouveaux, des boissons nouvelles, capables d'entretenir et de développer les liens qui les unissaient.

Le blé et l'orge ont été leur premier aliment. En préparant avec la farine de ces céréales des pâtes qui les ont nourris, ils ont dû constater, sans le comprendre, un travail de fermentation qui leur a inspiré l'idée d'en retirer aussi une boisson stimulante. De là l'origine des boissons fermentées.

BIÈRE.

C'est une boisson préparée au moyen de la fermentation de l'orge et du houblon dans l'eau à une certaine température.

Sans remonter à l'époque diluvienne, constatons de suite que du temps de Moïse la bière était déjà une boisson d'un usage très vulgaire en Egypte. C'était le *vin d'orge des Grecs,* la *cerevisia* des Latins (vin de Cérès ou de *céréales).* C'est aujourd'hui la *cervoise* des Espagnols et du midi de la France.

Chez les peuples du nord de l'Europe, elle était également très répandue, comme nous le témoignent Pline, Strabon, Tacite. Diodore de Sicile prétend que la bière des Egyptiens avait presque la force et le goût du vin. Columelle cite les *Pelusiaci pocula,* c'est-à-dire boissons des habitants de Péluse, en Egypte.

Aujourd'hui encore la bière est la boisson habituelle des peuples allemands et scandinaves, des Hollandais, des Belges, des Anglais, du nord de la France et de l'Amérique.

Il existe un très grand nombre de variétés de bière. Ainsi, en Angleterre, il y a l'*ale,* le *porter,* le *stout,* le *ginger-beer ;* en Belgique, le *faro,* le *lambic,* la *bière de Louvain,* la *bière blanche ;* en France, les *bières de Strasbourg,* de *Lyon,* de *Paris ;* en Allemagne, celles de *Bavière,* de *Saxe,* etc., suivant le pays où elles se sont fabriquées. Il existe aussi des bières *mousseuses,* de *mars,* *fortes* ou *doubles,* *légères* ou *petites.*

FABRICATION DE LA BIÈRE.

La bière, avons-nous dit, s'obtient au moyen de l'orge fermentée.

On appelle fermentation certaines transformations subies par les matières animales et végétales abandonnées à elles-mêmes. Telles sont : la germination , la panification, etc.

Dans toutes les matières organiques, il existe une substance commune, dite *albuminoïde*, qui constitue le ferment. Pour que la fermentation se produise , il faut de l'air, de l'eau et une certaine température ; sans l'un de ces trois éléments, elle n'a pas lieu. La fermentation est ordinairement en raison directe de la température. Ses phénomènes intimes, longtemps ignorés, ont été découverts au moyen du microscope.

Ainsi, dans un liquide contenant des substances organiques, on voit, au bout d'un certain temps, se développer de petits globules ovoïdes qui augmentent peu à peu de volume. Sur les parois de ces globules ou à côté d'eux il s'en forme d'autres, et ainsi de suite dans tout le liquide, de manière à constituer une sorte de végétation. La matière devient ordinairement mousseuse, car il se dégage à sa surface des gaz en plus ou moins grande quantité.

Ce phénomène se continue jusqu'à ce que toute la substance fermentescible disparaisse, et alors le produit qui en résulte présente des propriétés et des qualités différentes de celles du liquide primitif. Telles sont les modifications qui s'opèrent pendant la fabrication de la bière et de toutes les liqueurs fermentées.

Quant à la propriété que possèdent les ferments ou *levûres* de transformer les matières organiques, elle appartient à un autre ordre de causes que celles des lois ordinaires des affinités chimiques.

L'année dernière, dans l'*Europe,* de Francfort, nous nous sommes occupé de cette question, en parlant de la génération spontanée.

La fabrication de la bière comprend cinq opérations: le maltage, le tourail-lage, le brassage, la fermentation, la clarification.

1° *Maltage.* — C'est une opération qui a pour but de transformer l'orge en *malt.*

A cet effet, on remplit un bassin d'eau; on y jette de l'orge de manière à ce qu'elle soit bien recouverte par le liquide. Les grains légers ou altérés surnagent et sont séparés. Au bout d'un certain temps, l'orge gonfle et s'amollit.

Dès que les grains peuvent être écrasés entre les doigts, on soutire l'eau du bassin; on lave les grains, puis on les étend en couches minces sur un plancher et on laisse développer leur germination, en ayant soin de les agiter. Pendant cette opération la substance amylacée se transforme en sucre fermentescible et l'orge prend le nom de *malt*.

2° *Touraillage*. — Le touraillage a pour but de transformer le malt en *drêche*.

Cette opération n'est autre chose que le grillage de l'orge. Elle consiste à disposer le *malt* sur un plancher de tôle percé d'un grand nombre d'ouvertures. Un fourneau, appelé *touraille*, est placé à une distance suffisante ; son feu est modéré et ne produit pas de fumée. A l'aide d'instruments de fer, on remue le grain de façon que la chaleur agisse également partout.

Dès que l'orge est grillée, autrement dit *touraillée*, on l'agite dans des cribles pour la débarrasser des mauvais grains et des enveloppes, absolument comme on fait pour le café après sa torréfaction.

L'orge ainsi obtenue et desséchée constitue la *drêche*. Dans cet état, elle est soumise à l'action des meules pour être réduite en poudre ou farine grossière.

3° *Brassage.* — Le brassage est destiné à fournir ce qu'on appelle le *moût* de bière. On l'obtient de la manière suivante :

On met la farine dans des cuves à double fond, percées d'un grand nombre de trous coniques. On y verse de l'eau à 60 degrés ; on agite le liquide de temps en temps pour bien mêler la farine à l'eau, puis on abandonne le tout pendant quelques heures. On soutire ensuite la liqueur obtenue qui forme le *moût* de bière.

Cela fait, le moût est versé dans de grandes chaudières. C'est alors que l'on ajoute le houblon. Les proportions employées généralement sont : deux kilogrammes et demi de houblon pour un décalitre d'orge fermentée et un hectolitre d'eau.

On fait bouillir ce mélange pendant

24 heures, et la nouvelle liqueur est filtrée, soutirée et conduite dans des cuves profondes, que l'on appelle *rafraîchissoires*.

Le houblon ajouté a pour but de prévenir l'acidification du moût de bière. Il en est de même des autres substances employées, telles que la chaux.

4° *Fermentation.* — Une fois la liqueur refroidie à environ quinze degrés, on la conduit de nouveau dans une cuve très profonde appelée *cuve à fermentation* ou à *guilloire*. On y délaie ensuite une petite quantité de levûre de bière ou ferment et on l'abandonne à elle-même plus ou moins longtemps, suivant la saison.

Dans cette opération le sucre est transformé en alcool. Dès que la fermentation est terminée, on sépare la levûre et l'on soumet la bière obtenue à la clarification.

5° *Clarification.* — Cette dernière opération, comme son nom l'indique, a pour effet d'enlever à la bière toutes les substances nuisibles ou étrangères, telles que : levûre, débris de houblon, sels de chaux, etc. Autrement dit, c'est l'analogue du collage des vins.

On procède à la clarification à l'aide de la colle blanche de Flandre, et non de la gélatine, comme on le croit.

Pour coller la bière, on verse dans la liqueur filtrée un mélange de bière et de colle. On agite le liquide, on le laisse reposer vingt-quatre heures, puis on le filtre à travers des linges.

Après cette opération il faut encore trois semaines de cuve avant de pouvoir livrer cette bière à la consommation.

L'action de la colle sur la bière mérite d'être signalée. Cette substance a la propriété de s'étendre en nappe ; elle descend ainsi à travers le liquide et entraîne, comme dans un réseau, toutes les impuretés contenues dans la bière.

BRASSERIES.

Les établissements où se fabriquent la bière s'appellent brasseries. L'importance de quelques-uns d'entre eux est si grande qu'ils peuvent livrer à la consommation jusqu'à trois cent mille tonneaux par an. Tel est celui de Barkley, devenu si populaire depuis la visite mal inspirée qu'y fit, il y a quelques années, le général autrichien Haynau.

Les principales époques de fabrication de cette boisson sont le printemps et l'automne.

Celle que l'on fait en été se conserve difficilement. Aussi les brasseurs sont-ils obligés d'avoir recours au procédé suivant pour la conserver. Dans des caves spéciales, ils placent des foudres sur deux rangées ; l'intervalle est comblé avec de la glace préparée en grand ; puis l'entrée de la cave est murée.

Chacun de ces foudres contient environ de 10 à 30 hectolitres.

COMPOSITION DE LA BIÈRE.

Les principes contenus dans la bière sont : le sucre, l'alcool (2 à 8 p. 100), du mucilage, de l'amidon, la substance amère du houblon, des matières résineuses, de l'acide carbonique, l'eau enfin qui y entre pour plus des trois quarts.

D'après cette composition, il est facile de voir que la bière possèdera des qualités nutritives, enivrantes et toniques, suivant les substances actives qui domineront.

Ses qualités seront encore modifiées par la nature des matières premières employées (orge, houblon), principalement par la pureté de l'eau, enfin par la manière dont seront exécutés les procédés de fabrication signalés.

L'importance du rôle que joue l'eau dans cette fabrication est démontrée par la réputation des bières de certains pays. Ainsi les eaux de la Meuse et du Rhin font en grande partie la renommée des bières d'Alsace et d'Allemagne. Les bonnes qualités de ces eaux sont connues de tout temps. Les gourmets, on le sait, recherchent beaucoup les poissons pêchés dans ces rivières (écrevisses de la Meuse, carpes du Rhin). Ces eaux facilitent la fermentation du *moût* et la rendent plus franche ; elles donnent à la bière un goût très agréable.

On ne peut en dire autant de l'eau de la Seine. Le sulfate de chaux et les matières étrangères qu'elle contient ne permettent pas de fabriquer des bières qui puissent rivaliser avec celles de l'Alsace, ni même avec celles de Lyon. Aussi les bonnes bières que l'on boit à Paris viennent-elles de la Lorraine, de l'Alsace et de pays étrangers.

Espérons que les eaux de la Dhuis ne tarderont pas à nous affranchir de cet impôt.

SUBSTITUTIONS ET FALSIFICATIONS.

Dans plusieurs contrées on associe à l'orge le seigle et même le blé. La bière qui en résulte est plus féculente et moins alcoolique. Le houblon lui-même est remplacé par des plantes résineuses, telles que les feuilles de pin, de sapin, et non par le buis, comme on le croit généralement. Enfin la mélasse est substituée au sucre.

Ces substitutions produisent des bières très différentes les unes des autres et très variables dans leurs effets sur l'économie. Elles ne sont pas nuisibles pour la santé publique. Il n'en est pas de même des autres substances destinées à communiquer à la bière des propriétés excitantes et enivrantes, ce qui constitue la falsification ; ce genre d'altération est le résultat de l'introduction dans la bière de la noix vomique, de graines de paradis, du poivre d'Espagne, du pavot et de l'absinthe.

Tout le monde sait que plusieurs de ces substances sont des poisons.

Lorsque la bière déterminera des pesanteurs de tête, des vertiges, la somnolence prolongée, il sera bon de remédier à ces accidents au plus tôt, en prenant un vomitif *à la portée de tout le monde.* Quelques gouttes d'ammoniaque versées dans un verre d'eau fraîche ou la poudre d'ipécacuanha débarrasseront promptement l'estomac ; puis on donnera une infusion de café légère et très chaude.

BIÈRES LÉGÈRES ET BIÈRES FORTES.

Les bières peuvent être divisées en

deux classes : les bières *petites* ou *légères*, et les bières *fortes*. Dans les premières, nous rangeons la plupart des bières *blanches* ou peu colorées, telles sont : celles du Nord de la France, l'*ale* des Anglais, les petites bières de Belgique, les bières d'Alsace et même d'Allemagne. Ces bières sont très susceptibles de fermenter et de devenir aigres, mousseuses. A cet état, peu d'individus les supportent ; elles déterminent des coliques et des dérangements de corps, principalement quand elles sont bues après les repas.

Ces effets sont dus à la présence d'un peu de *levûre* provenant d'un collage ou d'une clarification imparfaits, ou de quelques autres substances ajoutées au moment de la fabrication.

Les petites bières suffisamment houblonnées, claires et légèrement mousseuses, sont une boisson salutaire. Elles calment la soif, excitent les urines, les sécrétions intestinales ou muqueuses en général ; elles entretiennent la liberté du ventre. Prises en trop grande quantité, elles provoquent des écoulements muqueux, relâchent les tissus et produisent l'obésité.

Coupées avec de l'eau, on les recommande comme boisson dans les fièvres aiguës, dans les maladies éruptives, la goutte. Elles calment l'état inflammatoire, sont plus faciles à digérer et moins débilitantes que les diverses tisanes émollientes. Elles agissent aussi à la manière des eaux gazeuses dans les affections de l'estomac.

Les bières légères jouissent de la réputation de prévenir la gravelle, les calculs urinaires. Elles conviennent aux tempéraments sanguins, bilieux, irritables.

Les bières fortes ou doubles comprennent quelques *bières blanches* de Belgique et de Hollande, les *bières brunes* ou *rouges*, le *porter* des Anglais et *quelques bières allemandes*.

Elles contiennent plus d'alcool, comme le faro, le lambic, le porter. Bien préparées, on peut les conserver, les transporter sans inconvénient. Ces bières très stimulantes remplacent le vin dans beaucoup de circonstances; leur abus détermine l'ivresse. Ce dernier effet est moins le résultat de l'alcool que des substances étrangères déjà signalées; leurs propriétés toniques préservent les marins du scorbut et du typhus, maladies si communes pendant les voyages au long cours.

Les bières médicinales sont celles qui résultent de l'action dissolvante de l'eau et de l'alcool de la bière sur des substances médicinales. On les obtient en laissant plus ou moins longtemps ces médicaments en contact avec la bière.

C'est ainsi que sont préparées les bières dites antiscorbutiques, diurétiques, toniques et purgatives.

Pour avoir des bières antiscorbutiques,

on emploie le cresson de Para, le cochléaria, le raifort et autres plantes de la famille des crucifères.

La bière diurétique contient du bouleau, des graines de carotte sauvage, des baies de genièvre et autres substances analogues; mais son action est surtout due au nitrate de potasse (sel de nitre) qu'on y ajoute.

Avec le quinquina, la gentiane, la centaurée, le colombo, le quassia amara, le gaiac, on a les bières toniques et stomachiques.

Enfin avec l'aloès, la rhubarbe, la casse, le séné, le tamarin, etc., on fait les bières *purgatives*.

La bière de malt jouit en Allemagne d'une grande réputation comme laxative.

Quelques-unes de ces bières ont une utilité incontestable, si l'on réfléchit aux difficultés que l'on éprouve dans certains pays à se procurer du vin, et aux avantages qu'elles offrent pour les marins dans les voyages au long cours. Dans ces dernières circonstances, les teintures alcooliques des plantes ci-dessus peuvent être substituées très heureusement aux plantes elles-mêmes.

CHAPITRE VII.

CIDRE.

Son origine. Sauvageons. Pommes à cidre. Influence du sol. Récolte des pommes. — Fabrication du cidre. Pilage. Pressurage. Fermentation. Soutirage. — Cidre de première qualité ou fort; de deuxième qualité ou mitoyen: de troisième qualité ou petit cidre. Variétés de cidre suivant l'espèce de pommes. — Production. Conservation du cidre. Sophistication. — Poiré ou cidre de poires. — Faux cidres. Piquettes. — Action du cidre sur l'économie. Alcool et vinaigre retirés du cidre.

Le mot cidre, du latin *sicera*, était donné par les anciens aux boissons autres que le vin. Aujourd'hui on appelle ainsi toutes les liqueurs fermentées obtenues avec des fruits, tels que : pommes, poires, cormes, prunelles, etc.

Le cidre est, après la bière, la boisson

la plus répandue. Il nous vient, dit-on, de l'Afrique. Les Maures l'auraient importé d'abord en Espagne ; puis on l'aurait introduit en Normandie, en Angleterre et en Amérique.

Comme tout ce qui est nouveau, il a eu ses enthousiastes et ses détracteurs. Pour les uns, c'était le vrai nectar des dieux de l'Olympe ; pour les autres, c'était un affreux breuvage capable tout au plus d'inspirer les *bons mots* des bas-Normands.

Dans le principe, on obtenait le cidre à l'aide des fruits sauvages qu'on trouvait dans les bois. On sait, en effet, que tous nos arbres fruitiers dérivent de *sauvageons,* c'est-à-dire de l'espèce qui pousse d'elle-même dans les terrains incultes. On les y rencontre rarement aujourd'hui. La culture de ces sauvageons a produit successivement une foule de variétés, dont les fruits ont des qualités très différentes.

Les pommiers sont les arbres qui fournissent le vrai cidre. On les divise en deux classes, suivant les fruits qu'ils donnent. Ainsi les pommes sont dites : *à couteau ou de table, à cidre ou âpres.* Parmi les espèces à cidres, on distingue trois catégories : les pommes douces, les pommes acides, les pommes âpres ou acerbes, nommées aussi *étrangle-kien.*

La nature et l'exposition du sol sur lequel viennent les pommiers exercent une influence réelle sur leurs produits. Ainsi ces arbres se développent bien dans les terres fortes, élevées, non exposées aux vents violents. Leurs fruits fournissent un cidre fort, coloré et de conserve.

Les pommes récoltées sur les arbres qui croissent dans des terres fortes mais peu profondes, ou dans des terrains sablonneux, produisent un cidre léger, peu sucré, tournant facilement à l'aigre. Il en est de même des pommiers cultivés dans des sols humides et exposés aux grands vents.

La récolte des pommes à cidre se fait à trois époques différentes : en été, en automne, en hiver. De là les cidres d'été, d'automne et d'hiver.

Il est indispensable que les pommes soient cueillies un peu avant leur maturité, pendant le jour et par un temps sec. On les transporte ensuite sous des hangars ou dans des greniers pour les mettre à l'abri de la pluie, du soleil et de la gelée. Là, on attend qu'elles aient acquis un certain degré de maturité, variable suivant la saison.

Fabrication du cidre. — La fabrication du cidre comprend quatre opérations :

1° *Pilage.* — Quinze jours ou trois semaines après la récolte des pommes, on les met dans des auges ou grands baquets. On les écrase ensuite de deux manières, soit avec des maillets ou pilons, soit à l'aide de roues de pierre ou de bois, mises en mouvement par un cheval. Pendant cette opération, on ajoute une quantité d'eau équivalente au quart ou au cinquième du poids total des pommes.

Contraste étrange ! Plus l'eau est pure, limpide, meilleure est la bière, on le sait. Eh bien, plus l'eau est croupissante et sale, comme celle des mares et des abreuvoirs, meilleur est le cidre, au dire du *paysan normand,* qui prétend, par ce moyen, éviter d'avoir un *cidre pointu.*

Ce n'est pas là, nous le savons, l'opinion des propriétaires intelligents.

2° *Fermentation.* — Le marc ainsi préparé est transporté dans des cuves. On l'y laisse fermenter depuis quelques heures jusqu'à deux jours, suivant la saison. On a soin d'agiter la masse de temps en temps, pour aider et compléter la transformation des matières fermentescibles en alcool et acide carbonique.

3° *Pressurage.* — Ce temps écoulé, le marc est transporté dans un *bassin,* c'est-à-dire sur le *parquet du pressoir ;* il y est disposé en couches minces, séparées par de la paille ou de la toile, ou comme en Angleterre par des tissus de crin. Ainsi préparé le marc prend le nom de *motte*. Le jus ou *moût*, qui s'écoule de lui-même de la *motte* pendant vingt-quatre heures, est recueilli avec soin et constitue un cidre appelé *mère goutte*. C'est le plus délicat. On le met immédiatement en bouteille et il est bu comme cidre de luxe.

Le marc est ensuite soumis à une pression graduelle et le liquide qui s'en écoule est reçu dans des cuves. On laisse une seconde fermentation se faire, puis on reçoit dans des tonneaux que l'on ferme au bout de quelques jours le liquide qui en résulte.

4° *Soutirage*. — Ce cidre, dit de première qualité ou *gros cidre*, continue pourtant à fermenter pendant plusieurs mois. On est obligé de le soutirer sitôt qu'il devient clair, sans quoi il perdrait ses bonnes qualités.

La motte, qui a été soumise à une

première pression, est de nouveau broyée et mélangée à une certaine quantité d'eau. On la remet dans le pressoir, on la comprime à nouveau et le liquide qu'elle fournit constitue le cidre *mitoyen* ou de 2e qualité.

Enfin une troisième pression est encore faite pour obtenir une qualité dite petit cidre.

Quant au marc, il est utilisé dans certains pays pour la nourriture des bestiaux.

La proportion de cidre obtenu par 1,000 kilogrammes de marc est de 500 litres pour le cidre de première qualité, de 300 pour le cidre mitoyen ou de dernière qualité.

Propriétés. — Le gros cidre, à sa sortie du pressoir, est agréable, sucré, mais indigeste et susceptible de provoquer des dérangements de corps. Dans les fûts, il subit une fermentation qui le rend alcoolique. C'est alors le cidre *paré*. Mis immédiatement en bouteilles, il devient pétillant, mousseux comme le vin de Champagne. C'est le seul qui puisse être conservé plusieurs années et supporter les déplacements.

Nous avons dit qu'il existait plusieurs catégories de pommes à cidre et qu'elles se récoltaient à trois époques différentes. Les cidres qui proviennent de ces catégories jouissent des propriétés particulières aux variétés de ces fruits. Ainsi, les pommes douces fournissent un cidre fade, sans force, quoique agréable ; les pommes acides, un cidre très léger, désagréable et se colorant à l'air ; enfin les pommes acerbes ou âpres donnent, au contraire, une liqueur forte, généreuse, colorée, et qui se conserve longtemps.

Quant aux saisons, le cidre d'été est bon après quatre ou cinq mois de fût ; celui d'automne, après six ou huit ; et celui d'hiver, après un an et même plus.

En Normandie, en Bretagne et dans

le nord de la France, le cidre constitue la boisson ordinaire et tient lieu de vin. Dans les familles et dans les fermes, on en fabrique la quantité nécessaire pour les besoins de tous. On évalue celle qui est faite en Normandie à près de deux millions d'hectolitres, c'est-à-dire au tiers environ de la production totale en France.

Conservation du cidre. — Les gros cidres parés, avons-nous dit, sont les seuls qui puissent être conservés. Mais, pour obtenir ce résultat, il faut les placer dans des conditions convenables. Ainsi il sera plus facile de les garder en bouteilles qu'en fûts. Les pièces destinées à cet usage devront être toujours pleines, sinon le cidre fermentera, aigrira ou moisira.

La cave où sont disposés les bouteilles ou les fûts sera toujours fraîche, éloignée des rues bruyantes, exposée au nord. Elle devra être très proprement tenue et débarrassée de toute matière organique susceptible de donner de mauvaises odeurs. Enfin il sera bon d'y entretenir une ventilation insensible, mais efficace.

Les commerçants qui veulent conserver le cidre en fûts y ajoutent ordinairement du poirė, de l'alcool ou bien du sucre, lequel se change promptement en alcool. Lorsque le cidre est acide, ils le mélangent avec la craie, la chaux, les cendres, ce qui n'offre pas de danger. Il n'en est pas de même du cidre sophistiqué avec la litharge et les sels de plomb qui lui donnent une teinte louche et une saveur douceâtre, savonneuse.

POIRÉ OU CIDRE DE POIRES.

Il se prépare de la même manière que celui de pommes. Il est de meilleur goût, plus capiteux et d'un prix plus élevé. Il contient de dix à douze pour cent d'alcool tandis que le cidre de pommes n'en contient que cinq à six ; aussi mélange-t-on souvent les jus de pommes et de poires pour obtenir une meilleure boisson.

La fabrication du poiré est assez limitée.

En Normandie et en Picardie, on en fait par an un million d'hectolitres environ. A Paris, on le consomme ordinairement chez les marchands de vin de la banlieue sous les noms de *vin blanc mousseux* ou *petit champagne*.

FAUX CIDRES OU PIQUETTES.

Nous comprendrons sous la dénomination de *faux cidres* les boissons fermentées fabriquées avec les cormes ou sorbes, les prunelles et autres fruits sauvages. Sous le nom de *piquettes,* nous désignons celles faites avec des poires, pommes tapées (séchées au four), raisin sec et autres substances secondaires, telles que : sureau, plantes aromatiques, cassonade, fécule, etc. Toutes ces boissons, excepté celle de prunelles, doivent être préparées avec des substances non avariées (ce qui est rare) et au fur et à mesure des besoins. Elles ne sont pas susceptibles de conservation et tournent très facilement à l'aigre. Leur goût est plus ou moins désagréable. On fera bien de les mêler au vin avant de les boire.

Au point de vue de l'hygiène, la plupart de ces boissons devraient être défendues.

Disons que les prunelles récoltées après les premières gelées donnent une boisson pétillante et alcoolique.

EFFETS DES CIDRES SUR LA SANTÉ.

L'action du cidre sur l'économie dépend des principes qui entrent dans sa composition. Nous avons vu que l'eau, l'alcool, le mucilage, le sucre, l'acide carbonique en sont les principaux. Nous avons distingué aussi des variétés de cette boisson suivant la qualité et le degré de fermentation des fruits employés. De là, des boissons très variables dans leurs effets. Pour la clarté de notre sujet, nous les diviserons en *cidres parés* ou *gros,* en *cidres doux,* et en *petits cidres* ou *acides*.

Les cidres parés, par leur composition, sont ceux qui se rapprochent le plus du vin. L'alcool qu'ils contiennent en fait une boisson stimulante et tonique et par cela même capable de produire l'ivresse. On peut les donner comme boisson fortifiante et nourrissante, là où le vin généreux serait prescrit, par exemple dans la convalescence des maladies graves, les fièvres typhoïdes, etc. Il sera bon d'en user avec précaution, car il porte facilement au cerveau et détermine des congestions.

Les cidres non parés ou doux sont ceux qui, trop longtemps conservés, occasionnent des dérangements, coliques et diarrhées, tandis que bus peu de temps après leur fabrication, ils sont légèrement nourrissants, rafraîchissants et diurétiques. On les considère comme une boisson salutaire contre la pierre, la gravelle. Ils réussissent parfaitement aux natures bilieuses.

Le mélange du cidre doux avec le gros cidre constitue une des meilleures boissons, très en usage parmi les propriétaires des pommeraies.

Le petit cidre ou acide renfermant très peu d'alcool et de mucilage constitue plutôt une boisson acide et rafraîchissante que réparatrice. Comme elle est très susceptible de s'altérer et de tourner à l'aigre, elle produit plus que les autres des purgations qui, surtout répétées, affaiblissent les individus. Ces effets du cidre sur la santé sont d'autant plus manifestes que les individus sont étrangers au pays et qu'ils ont l'habitude de boire du vin. L'usage de cette boisson est tellement général en Normandie que le vin y est rare et mauvais. Nous connaissons beaucoup de personnes qui, malgré la réputation méritée des bains de mer, fuient les belles plages de Normandie pour ne pas boire de cidre ou du vin de qualité très inférieure, payé fort cher. Nous pouvons assurer, pour notre part, que l'arbitraire des hôteliers ne contribue pas moins à éloigner le monde. L'obligation qu'ils font de prendre les repas dans l'établissement où l'on descend est tout à fait contraire aux habitudes des baigneurs.

Pour terminer ce que nous avons à dire sur le cidre, ajoutons : 1° que la coloration des cidres est souvent due à des substances introduites pendant ou après leur fabrication ; tels sont les fruits du myrtille ou airelle, employés aussi pour colorer les vins, les prunelles, les fruits de l'hièble, du sureau, etc.

2° Qu'on peut en obtenir, par distillation, un alcool de 18 à 20°, ayant un arrière-goût de pomme et surtout une odeur légèrement empyreumatique.

L'ivresse qui suit l'abus de l'eau-de-vie de pommes ou de poires est plus tenace et plus dangereuse que celle produite par l'alcool ordinaire.

3° Le cidre donne aussi un vinaigre d'excellente qualité.

Tout récemment on est parvenu à extraire du marc de pommes et de poires, par distillation :

1° Un gaz d'éclairage, inodore et coûtant à peine cinq centimes le mètre cube. La ville de Nogent-le-Rotrou est éclairée par ce gaz depuis quelques mois.

2° Un goudron avec tous ses dérivés, benzine, acide phénique, acéthyline, aniline et deux séries de carbûres dissolvant les uns les corps gras, les autres le caoutchouc, etc.

3° La *mandarine,* substance colorante jaune destinée à remplacer la graine de Perse, dont le prix est très élevé. On sait que la graine de Perse, la graine d'Avignon ou graine jaune, sont les fruits de plusieurs espèces de Nerpruns employés pour colorer en jaune les étoffes.

Ces découvertes sont dues à M. Butler, sous-préfet de Nogent, et à M. Gouverneur. Nous savons qu'un travail sur ce sujet sera prochainement communiqué à l'Académie. Une usine d'exploitation existe déjà à Paris.

Nogent, comme presque toutes les petites villes de province, était éclairée par des réverbères. L'éclairage au gaz eût été une charge trop onéreuse pour la ville. M. Butler, se rappelant que le marc de raisin fournissait divers produits par distillation, eut l'idée d'extraire, par le même procédé, les principes contenus dans le marc de pommes et de poires dont on est embarrassé en Bretagne et en Normandie.

Cette découverte nous paraît applicable également au marc de betteraves et probablement à d'autres résidus provenant de fruits, racines et autres parties de plantes. Pour ne citer qu'un exemple, rappelons les cosses des petits pois, si longtemps abandonnées aux bestiaux et devenues depuis quelques années seulement la source d'un produit très important, l'*alcool*.

CHAPITRE VIII.

Eaux de Paris. — La Dhuys. — Analyse, propriétés de l'eau de la Dhuys. — Aqueduc et réservoirs de Ménilmontant et de Belleville. — Leur capacité. — Disposition qui permet à l'eau de conserver une température uniforme. — Eaux de la Vanne et de la Somme-Soude. — Quantité distribuée par habitant et par jour dans plusieurs villes de France et de l'Étranger. — Nombre de litres d'eau nécessaire pour répondre aux exigences de l'économie domestique et de l'hygiène.

EAUX DE PARIS.

En parlant des eaux et de leurs effets sur la santé publique, nous avons dit que Paris serait bientôt alimenté par la Dhuys et la Marne. Ce projet a déjà reçu un commencement d'exécution ; nous ne pouvons donc mieux terminer ce premier travail qu'en faisant connaître les résultats obtenus.

Peu de villes ont formulé contre leurs eaux autant de plaintes que Paris contre les siennes.

Un fleuve, la Seine, un canal, celui de l'Ourcq, et la source d'Arcueil avaient fourni, jusqu'en ces dernières années, toute l'eau nécessaire à son alimentation. L'accroissement rapide de sa population a eu pour conséquences :

1° De rendre cette alimentation insuffisante ;

2° D'introduire dans la Seine et dans le canal des quantités considérables de détritus ou matières organiques qui rendaient leurs eaux impropres aux usages domestiques.

Nous ne reviendrons pas sur leurs inconvénients ; nous les avons signalés déjà à propos de la dernière épidémie de choléra. Disons toutefois que l'édilité parisienne a été la première à remédier à cet état de choses.

Dès le mois d'avril 1859, une source abondante, la Dhuys, située près de Château-Thierry, avait été signalée comme l'une des plus capables de répondre aux besoins de la grande ville. Cette source fournit environ 30,000 mètres cubes d'eau par 24 heures ; elle est située à une hauteur de 130 mètres au-dessus du niveau de la mer.

De l'analyse faite par le savant chimiste, M. Poggiale, il résulte :

1° Que cette eau, légèrement opaline, devient limpide par le repos ;

2° Qu'elle laisse déposer une petite quantité de sable très fin composé de silice, d'alumine et d'oxyde de fer ;

3° Qu'elle a une saveur agréable, fraiche, pénétrante ;

4° Qu'elle dissout très bien le savon, bleuit légèrement le papier rouge de tournesol, se trouble par l'ébullition et laisse dégager beaucoup d'air et d'acide carbonique;

5° Qu'elle marque à l'hydrotimètre 24° environ ;

6° Qu'enfin elle contient 3 décigrammes de matières solides ou terreuses par 1000 grammes.

Cette analyse démontre en outre :

1° Que le bi-carbonate de chaux forme les trois quarts environ des sels ou principes terreux ;

2° Qu'elle renferme moins d'air et moins d'oxygène que l'eau de Seine ;

3° Qu'il y existe à peine de traces de plâtre (ou sulfate de chaux) et de matières organiques ;

4° Qu'enfin elle renferme de l'iode comme l'eau de Seine.

Dans plusieurs visites que j'ai faites aux réservoirs de cette eau à Ménilmontant, accompagné de M. le docteur Moura, j'ai été à même de constater que cette eau est d'une limpidité parfaite, très légère, agréable au goût et de digestion facile.

Le hasard a voulu que dans l'une de nos visites nous ayons eu la bonne fortune de rencontrer M. Belgrand, ingénieur en chef des travaux hydrauliques de Paris ; il s'est fait un véritable plaisir de nous accompagner dans notre excursion scientifique. Non seulement M. Belgrand a répondu à nos questions, mais encore il nous a dirigé dans le long parcours du souterrain qui traverse les hauteurs de Ménilmontant.

AQUEDUCS ET RÉSERVOIRS DE MÉNILMONTANT ET DE BELLEVILLE.

L'eau de la Dhuys est amenée à Paris au moyen d'un aqueduc d'environ 150 kilomètres. Une partie de cet aqueduc transformé en syphon a permis de faire traverser, sans œuvre d'art ni trop de dépenses, une vallée située sur son parcours. Sa largeur est de 1^m,35 à 1^m,50. Il a été construit en deux ans et a coûté 18 millions. Il commence près Château-Thierry et se termine derrière Ménilmontant, dans un vaste réservoir ainsi disposé :

Sur une surface d'environ 25,000 mètres carrés sont établis deux immenses bassins rectangulaires superposés l'un à l'autre. Chacun d'eux est divisé en deux compartiments. Le bassin inférieur, destiné aux eaux de la Marne, contient 100,000 mètres cubes ; le bassin supérieur, destiné aux eaux de la Dhuys, en contient 40,000. La division des bassins en compartiments est faite en vue des réparations et du curage.

L'eau de la Dhuys aménagée à Ménilmontant est à une hauteur de 108 mètres au-dessus du niveau de la Seine. Les eaux de Ménilmontant sont destinées à alimenter les quartiers bas de la capitale, principalement ceux de la rive gauche.

Sur les hauteurs de Belleville on a érigé deux autres bassins identiques aux précédents comme disposition, mais plus petits. Ils sont aussi divisés en deux compartiments superposés. Leur ensemble contient environ 37 à 40 mille mètres cubes d'eau.

Le bas fond ou *radié* de ces deux derniers bassins est situé à 0m,50 au-dessus des hauteurs de Montmartre. Cette élévation permet d'alimenter tous les hauts quartiers de Paris.

L'eau de Belleville provient des réservoirs de Ménilmontant ; elle y est montée à l'aide de machines. Ses bassins sont voûtés et recouverts de terre. L'eau y est ainsi mise à l'abri de l'action de l'air, du soleil, de la poussière; elle y conserve en outre une température uniforme et une pureté complète.

On sait que la Dhuys n'est pas la seule rivière qui alimentera Paris. L'administration municipale doit y amener, dans quelques années, les eaux de la Vanne, située à 150 kilomètres, et celles de la Somme-Soude, située à 214 kilomètres. La première fournira 100,000 mètres cubes et la seconde 35,000 par 24 heures. Les aqueducs de ces deux sources coûteront, l'un 20 millions, l'autre 24.

La quantité d'eau fournie à Paris par la Dhuys, la Vanne et la Somme-Soude sera de 170,000 mètres cubes par 24 heures. Cette quantité, réunie à celle de 200,000 mètres cubes environ fournie par l'Ourcq, la Seine et Arcueil, portera, dans un temps donné, à 370,000 mètres cubes (370 millions de litres) l'eau distribuée dans Paris.

La population de la capitale étant d'environ 1,800,000 âmes, chaque individu aura ainsi à sa disposition 200 litres d'eau par jour, c'est-à-dire presque deux fois plus qu'actuellement. Le nombre des maisons étant d'environ 60,000, chacune d'elles pourra recevoir plus de 6,000 litres par jour.

Jusque dans ces derniers temps, Paris laissait beaucoup à désirer au point de vue de l'abondance et de la qualité de ses eaux. Nous avons déjà signalé quelles étaient, pour les habitants et en particulier pour les étrangers, les conséquences fâcheuses de l'usage des eaux de la Seine. On peut dire aujourd'hui qu'une pareille situation ne sera plus à craindre, grâce aux sacrifices que s'impose la ville, et surtout à l'administration intelligente et ferme de son premier magistrat.

Peu de villes seront, sous ce rapport, aussi favorisées que notre capitale.

Voici, en effet, les quantités d'eau que reçoivent, par habitant et par jour, quelques-unes des villes de France et de l'étranger.

Rome ancienne, 2,000 litres.

Rome moderne, 1,000 —

Antibes, (1)	2,000 litres.
Marseille (2)........	? —
Dijon,	240 —
Paris,	200 —
Bordeaux,	170 —
Gênes,	170 —
Glascow (Ecosse),	100 —

(1) Antibes est après Rome, on le voit, la ville qui reçoit le plus d'eau. Son aqueduc, néanmoins, en laisse filtrer une grande partie; nous savons que la municipalité de cette ville se préoccupe beaucoup de cet état de choses. Des projets en voie d'exécution vont permettre de restaurer l'aqueduc et d'amener à la presqu'île une nouvelle source abondante destinée surtout à l'irrigation et à la culture.

L'élévation du cap d'Antibes, sa situation entre Nice et Cannes, sa ceinture de montagnes qui la mettent à l'abri des vents de l'Est, du Nord et de l'Ouest, feront d'Antibes, dans un avenir prochain, non seulement le jardin des bords de la Méditerranée, mais encore un site privilégié pour les malades.

(2) Les eaux amenées à Marseille par le magnifique aqueduc de Roquefavour sont prises dans la Durance, à 134 kilomètres de la ville. Elles sont si abondantes que la municipalité peut céder à l'industrie des chutes d'eau à raison de 250 francs par force de cheval.

Londres,	90 litres.
Lyon,	85 —
Narbonne,	80 —
Bruxelles,	80 —
Toulouse, (1)	78 —
Genève,	74 —
Philadelphie,	70 —
Vienne (Isère),	62 —
Grenoble (Isère),	62 —
Nantes,	60 —
Montpellier,	55 —
Clermont,	50 —
Edimbourg,	50 —
Liverpool,	28 —

D'après M. Darcy, inspecteur général des ponts et chaussées, très compétent à ce sujet, il faut par individu et par jour au moins 100 litres d'eau, si l'on veut

(1) On a construit tout récemment à Toulouse un second château-d'eau en aval de la ville, et au-delà des moulins de Basacle. L'eau prise sur les bords de la Garonne est portée à 9 mètres d'élévation au moyen d'une *turbine* dont la force motrice est de 70 chevaux.

répondre à tous les besoins des services public et privé.

Par service public il faut entendre, celui des fontaines monumentales, des bornes-fontaines, des bouches sous trottoirs qui doivent entretenir un courant continu dans les ruisseaux, des poteaux d'arrosement et d'incendie, etc.

Dans le service privé on comprend, les eaux nécessaires à la boisson, à la préparation des aliments, aux bains, au lavage intérieur et extérieur des habitations, à toutes les petites industries, parmi lesquelles figure en première ligne le blanchissage du linge, et à une foule d'autres applications relatives à l'économie domestique et à l'hygiène individuelle.

TABLE DES MATIÈRES.

CHAPITRE Ier.

CHAPITRE II.

CHAPITRE III.

CHAPITRE IV.

Pages.

CHAPITRE V.

CHAPITRE VI.

CHAPITRE VII.

FIN.

BIBLIOTHEQUE NATIONALE DE FRANCE
3 7531 03987916 9

www.ingramcontent.com/pod-product-compliance
Ingram Content Group UK Ltd.
Pitfield, Milton Keynes, MK11 3LW, UK
UKHW020347230726
13925UKWH00003B/1005